横とじだから見やすい！

# どんどん目が良くなる
# マジカル・アイ

〈監修〉
元 長崎綜合療術院院長
徳永貴久

JN012617

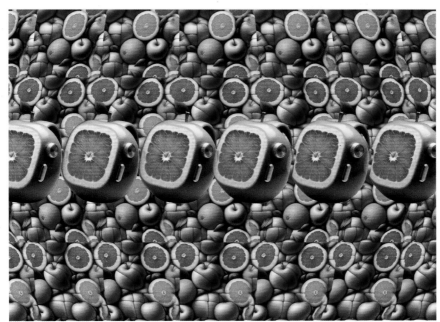

宝島社

# 「マジカル・アイ」を楽しみながら視力アップを

〈監修〉元 長崎綜合療術院院長　徳永貴久

## マジカル・アイが視力回復に役立つ理由

　以前は「一度、視力が落ちてしまったら、二度と元には戻らない」といわれていましたが、今ではそうではないことがわかってきており、視力回復のためのさまざまな方法が開発されています。その中でも「マジカル・アイ」は、スポーツ選手のトレーニングとしても使用されている代表的な視力回復の方法であり、一般にも人気の高い方法です。

　この「マジカル・アイ」とは、立体視の仕組みのある絵をじっと見ていると、絵の中からそれまでまったく見えていなかった別の絵が浮かんできたり、絵そのものが立体的になって見えてくるというものです。

　では「マジカル・アイ」がなぜ視力回復に効果的なのか、その理由を説明しましょう。

　人間の目は見るものの距離に応じて、毛様体筋という目のピント調節を行う筋肉を緊張したり弛緩したりして、ピントの合った映像を網膜上に映すことで、ものがハッキリ見える仕組みになっています。近視や乱視、老眼といった目の異常（視力の低下）は簡単にいうと、毛様体筋が柔軟性を失って凝り固まった状態になり、うまくピントを調節

できずに起こるケースが多いです。「マジカル・アイ」が視力回復に役立つのは、この凝ってしまった目の筋肉をほぐし、目本来の機能を取り戻す働きがあるからなのです。「マジカル・アイ（＝立体視の効果）」に早くから注目していたアメリカでは、"早い人なら1日3分、2週間続けていると効果が現れてくる"とされ、多くの人が実践しています。そして、日本でも多くの話題を集め、実践者が増えています。

「マジカル・アイ」を楽しむのに、特別な才能や訓練は必要ありません。ほとんどの人が10分や20分という、ごく短い時間のうちに見えるようになるはずです。

　もちろん、誰もが最初からうまくできる、というわけではありません。しかし何度かチャレンジしているうちに、「マジカル・アイ」を楽しめるようになりますので、途中であきらめないでください。本書ではまず、"うまく見えるためのコツ"を詳しく解説しています。独自の「補助点を使った方法」を採用し、より簡単に楽しんでいただけるようにもなっています。以前できなかったという方も、ぜ

ひ試してみてください。一度、コツを覚えてしまえば、誰もが「マジカル・アイ」の不思議な世界に魅せられてしまうはずです。

　本書では、ジーン・レビーン氏、ゲイリー・プリースター氏というアメリカを代表する２人のトップ3Dアーティストのオリジナル作品の中から、視力回復に効果的かつ美しい作品を新作の中から選び出し、60点＋表紙・裏表紙の62点を掲載しています。

　これまで横とじ版「マジカル・アイ」では過去のイラストも交えて収録していましたが、今回は完全新作となっております。より精緻になった3Dイラストを存分にお楽しみください。

　本書によって「マジカル・アイ」のおもしろさ、奥深さを体験し、楽しみながら視力回復に役立てていただければ幸いです。

2024年７月

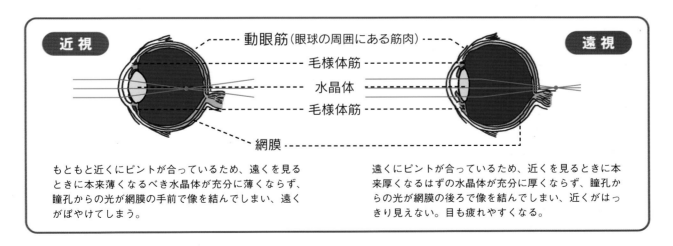

| 近視 | | 遠視 |
|---|---|---|

動眼筋（眼球の周囲にある筋肉）
毛様体筋
水晶体
毛様体筋
網膜

もともと近くにピントが合っているため、遠くを見るときに本来薄くなるべき水晶体が充分に薄くならず、瞳孔からの光が網膜の手前で像を結んでしまい、遠くがぼやけてしまう。

遠くにピントが合っているため、近くを見るときに本来厚くなるはずの水晶体が充分に厚くならず、瞳孔からの光が網膜の後ろで像を結んでしまい、近くがはっきり見えない。目も疲れやすくなる。

# 「浮き出る3D」2つの楽しみ方

## 平行法

「浮き出る3D」イラストの見方には「平行法」「交差法」という2つの見方があります。どちらも視力回復の効果はありますが、近視に効果的なことと、初心者には平行法が見やすいため、本書の作品は、平行法で見るように作成されています。

平行法は「イラスト」より、遠いところに視線を向けたまま、"ぼんやり見る感じ"で焦点を「イラスト」に合わせて見る方法です。上手に見るための最大のコツは、目の力が抜けたリラックスした状態にすること。身体全体の「力み」も抜いて、トライしてください。

### 見方のコツ

## 交差法

「交差法」は、「平行法」とは逆に、「イラスト」の手前で目の焦点を合わせ、"寄り目で見る"方法です。老眼には交差法が効果的です。寄り目が得意でない方は、右目で画面左を、左目で画面右を見るような感じを試してみてください。また、片目ずつウィンクしてみて、キチンと見えているか確認しながら行うと、よりわかりやすくなります。「マジカル・アイ」は基本的に「平行法」向きに作られており、「交差法」では多少見にくい作品もあるかと思います。見え方のちがいは下図および7ページをお読みください。

### 見方のコツ

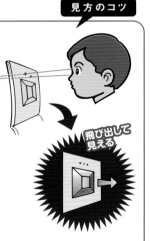

### 平行法は、リラックスして「ぼんやり見る感じ」が大切

普段と同じ状態で「イラスト」を見ると、目の焦点は「イラスト」の中央部に合っていきます。「平行法」で見るときは、視線が「イラスト」より、もっと先に向くように、遠くを眺めるように見てください。成功すると図のように、図形やイメージが画面の手前に浮き上がって見えます。

飛び出して見える

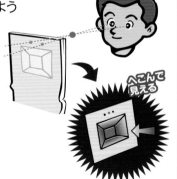

### 交差法は、ウィンクしながら「寄り目ぎみ」で見てみよう

「交差法」は、「イラスト」の手前で視線が交差するように、寄り目にして見てください。寄り目が得意でない方は、自分の鼻先を見つめながら行うのも良いでしょう。うまく見られると、図のように、図形やイメージが画面の奥に沈んで見えます。

へこんで見える

# 補助点を使ってもっと簡単に

「見方のコツが、なかなかつかめない」という方でも、簡単に楽しめるよう、個々のイラストに合わせた、特製の"補助点"を使用する「マジカル・アイ」独自の見方を考案しました。補助点を使って見方をマスターし、どんどん楽しんでください！

## 平行法

**1** 時計など自分から約1.5メートル先にあるものを、目標として1つ決めます。腕をまっすぐにした状態で、両手で本書を持ち、ページ上部にある補助点を見ます。

肘を伸ばして、なるべく腕をまっすぐになるようにしてください。また目標（あまり大きくなければ、なんでも良い）との距離は個人差があるので、自分に合った距離を試してください。

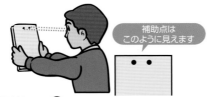

補助点はこのように見えます

**2** ■の状態のまま、目標が2つの補助点の中心の延長線上にくるように本書を持ち、目標を見ます。

目標が、本の端から見えるようにしてください。2つの補助点と目標とで、小さな三角形を作る感じです。このとき補助点は、2〜4つに見えるはずです。

補助点はこのように見えます

**3** ■の状態で、補助点が3つに見えれば"平行法"で正しく見えている証拠です。

補助点が2つに見える場合は、目標がぼやけて見えるはずです。もっと意識して目標を見るようにしてください。4つに見える場合は、目標との距離を変えて、補助点が3つに見える距離を探し、再度■から試してください。

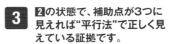

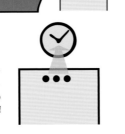

## 交差法

**1** 腕をなるべく伸ばした状態で片手で本書を持ち、ページの上部にある2つの補助点の間に、鉛筆など先の細いものをあてます。

補助点と自分の目が正対するようにセットしてください。見えやすくするコツは、鉛筆の先を2つの補助点の間のやや下側もしくは「イラスト」の中心にあてることです。このとき補助点は、印刷されたままの2つに見えています。

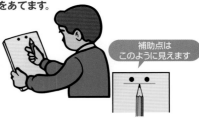

補助点はこのように見えます

**2** ■の状態のまま、鉛筆の先を見つめてください。そのまま鉛筆を自分の方へゆっくり近づけます。

鉛筆が目と目の間にくるように、ゆっくり近づけてください。このとき補助点は、4つに見えてきます。

補助点はこのように見えます

**3** ■の状態からさらに鉛筆を近づけていき、補助点が3つに見えれば"交差法"で正しく見えている状態です。

補助点が4つのままの場合は、鉛筆をもっと近づけてください。また2つから変わらない場合は、視線が鉛筆の先ではなく、補助点を見てしまっています。もう一度■から試してください。

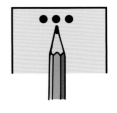

● ●

この補助点で練習してみよう!

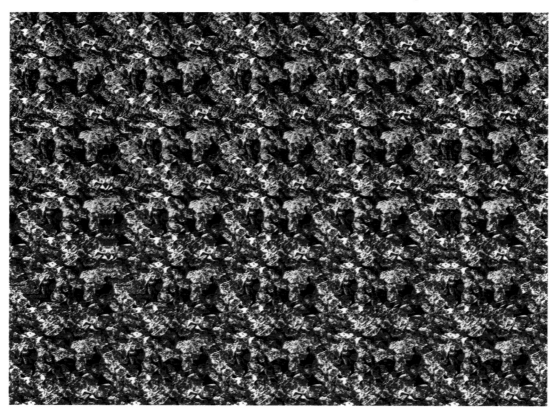

©Gary Priester

# 補助点を使って、「マジカル・アイ」を試してみよう!

**1** 5ページの手順で、上部の補助点が3つになるように、平行法なら遠くを、交差法なら鉛筆の先を見る。

**2** 補助点が3つに見えると、目の端で「マジカル・アイ」が飛び出しているのがわかるはずです。

**3** **2**の状態のまま、視線だけをゆっくり「マジカル・アイ」に移します。

※元の状態に戻ってしまったら、1からやり直してください。建造物、空など一部が3Dにならないイラストもあります。

※解答図は凹凸がわかりやすいように、白黒で表現していますが、実際はカラーで見えます。

## このように見えます

**平行法で見ると**

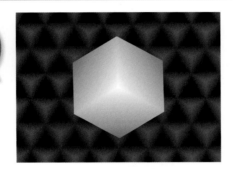

**交差法で見ると**

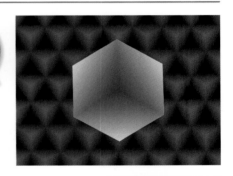

平行法で見た場合、このように隠された絵全体が手前に浮き上がって見えます。解答をわかりやすくイラスト化（右図）すると、手前に出っぱった立方体になります。絵がそのまま立体的に見える作品では、全体が立体的になるうえに、描かれているものの数が1つ多く見えます。

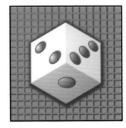

交差法で見た場合、隠された絵全体が画面奥に沈んで見えます。また見えてくる絵は、右図のように平行法と凹凸が逆になり、内側に向かって凹んだ立方体になります。絵がそのまま立体的に見える作品では、平行法と同じ見え方になります。

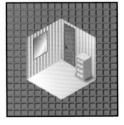

# 03 指を使った「マジカル・アイ」の見方にトライ!

「マジカル・アイ」を見るコツは、視点の切り替えをスムーズに行うことです。この"視点の切り替えのコツ"をつかむために、このページで紹介している「指を使った視点の切り替え」や「鏡を使った練習法」を試してみましょう。

## [ 平行法の練習 ]

### 1

**両手の人差し指を顔から約30cm離し、5〜6cmの間隔をあけて、顔の正面に立てます。**

ここで挙げている顔と指の距離、指と指の距離は、標準体型の大人の場合の目安です。小さなお子さんでしたら短めに、身体の大きな人であれば長めに、と体格に合わせて調整してください。

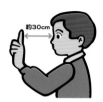

約30cm

人によって適正な距離は異なりますので、自分に合う距離を探してください

### 2

**2本の指に意識を集中したままにして、2本の指よりも数m先の遠くを見るようにします。**

平行法の場合は、リラックスした状態でボーッと見ているほうがうまくいくようです。

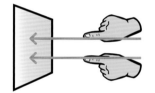

人によって適正な距離は異なりますので、自分に合う距離を探してください

### 3

**数10秒の間、目を 2 の状態のままで保ち、2本の指が4本に見えるまで待ちます。**

「マジカル・アイ」が見えにくいという方のほとんどが、この"2本の指が4本に見える"という状態ができないようです。絶対に見てやる!! と一生懸命になりすぎるとかえってうまくできない場合もあるので、あくまでも遊び感覚で気楽に楽しんでください。

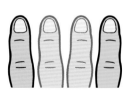

指がぼやけて右指が2本、左指が2本の計4本に見えてきます

### 4

**4本に見えたら、同じく数10秒の間、今度は4本の指が3本になるまで見続けます。**

「マジカル・アイ」の見え方には個人差があります。指が4本に見えている状態から、すぐに3本に見える人もいれば、しばらく時間がかかる人もいます。あせらず見続けてください。

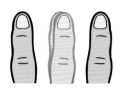

外側の右指と左指は1本ずつ、内側の右指と左指が重なり、計3本に見えます

### 5

**4 の状態(指が3本に見える状態)で「マジカル・アイ」を見ると、立体視が完成します。**

**注意!** 数10秒という時間は個人差がありますので、人によってはそれより早かったり、時間がかかるなど、必ずしもこのようにならない場合もあります。

---

## 立体視をするためのコツをつかもう!

### 視点の切り替えができないという人は、指でソーセージを作ってみよう

まず自分の視線がどうなっているかを自覚するためのテストをしてみましょう。右図のように指先を合わせ、指先に視線を集中させると、指と指の間に「指のソーセージ」が現れるはずです。これが一番簡単な「マジカル・アイ」の感覚を捉える方法です。「指のソーセージ」が見えたら「平行法の練習」「交差法の練習」へ進みましょう。

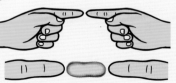

❶左右の人差し指をこのように合わせ、合わさった指の先をじっと見つめてください

❷次に指先より遠くを見ると、指先にこのような「指のソーセージ」が見えてきます!

# ようこそ！　マジカル・アイの世界へ

## Welcome to Magical Eye World

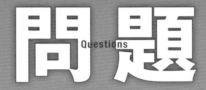

問<sub></sub>題

Questions

不思議な立体視ができる
マジカル・アイのイラストを楽しみましょう！

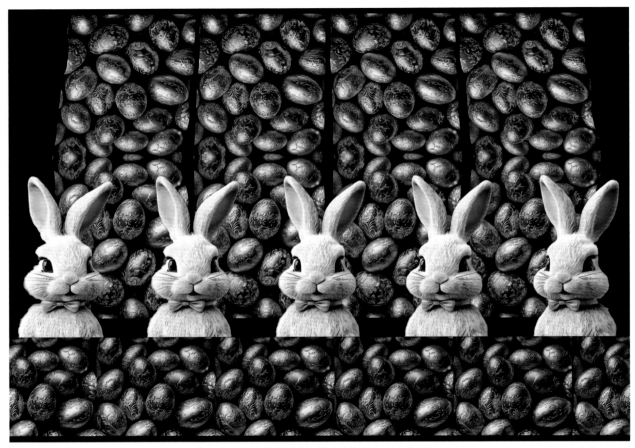

**Easter Egg Bunny** 〈イースターのお祭りでは、ウサギが復活祭の卵を運んできます〉

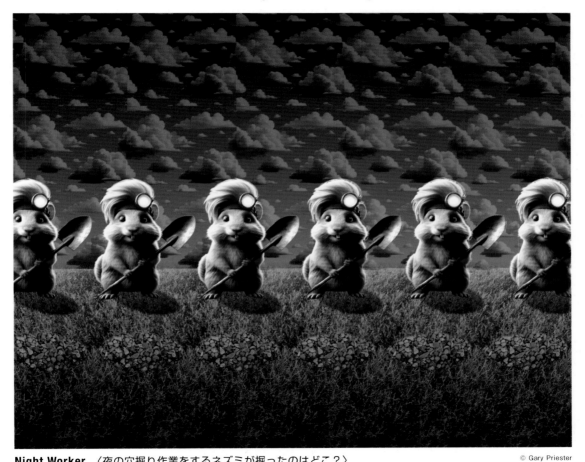

**Night Worker** 〈夜の穴掘り作業をするネズミが掘ったのはどこ？〉

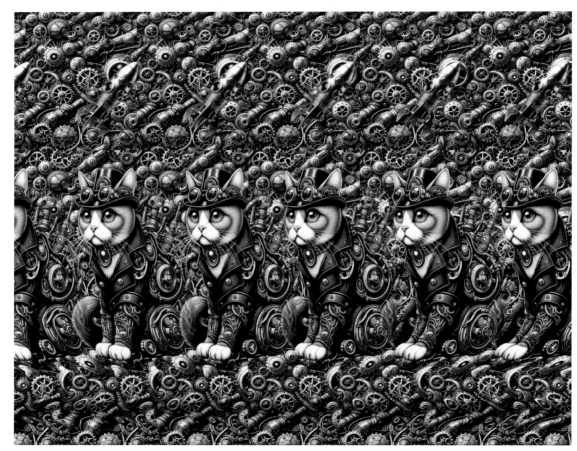

**Steam Punk Kitty** 〈スチーム・パンクの衣装で着飾ったネコの登場です！〉

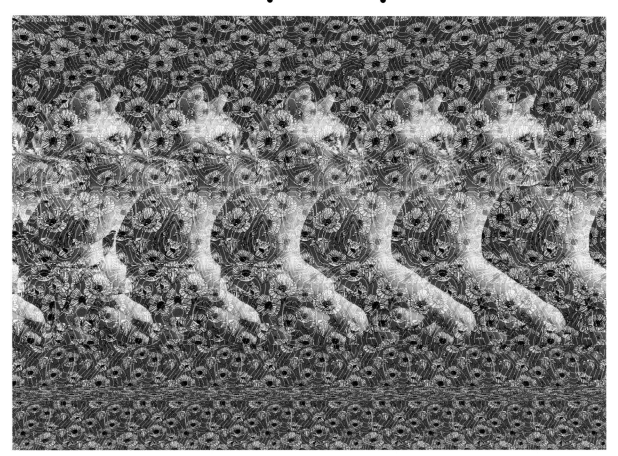

**Stride** 〈Strideは「大股で歩く」という意味。優雅に歩いているのは……？〉

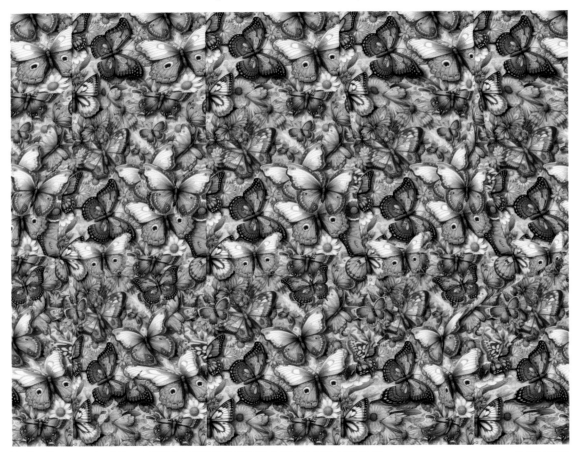

**Butterfly Tunnel** 〈チョウが織りなす立体的な奥行きを見つめてください〉

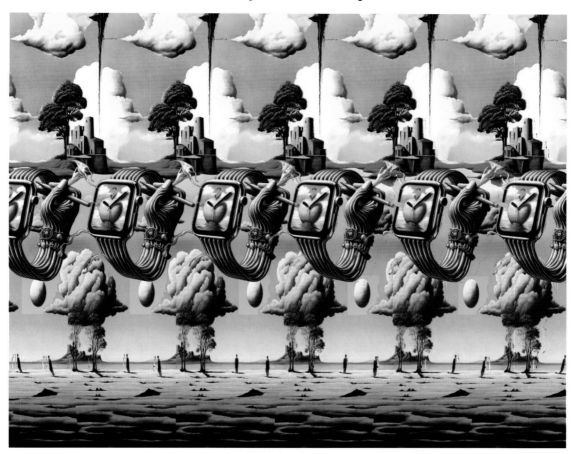

**Surrealistic Watch** 〈シュルレアリスムは芸術運動のひとつ。超現実的な世界を覗きましょう〉

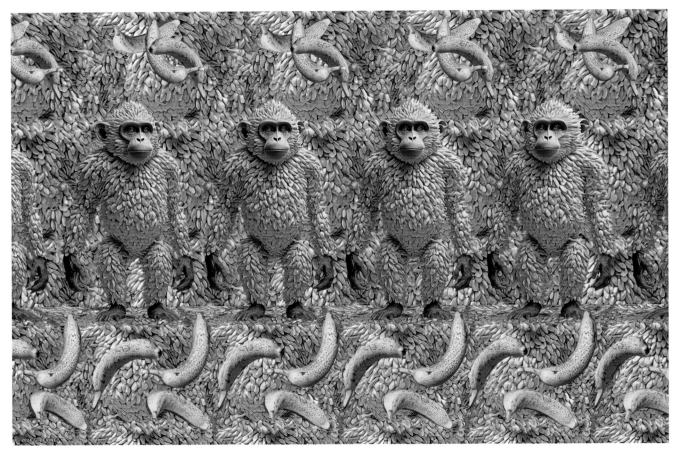

**BananaFlage** 〈バナナでカモフラージュしたお猿さんが見つかりますか？〉

© Gene Levine

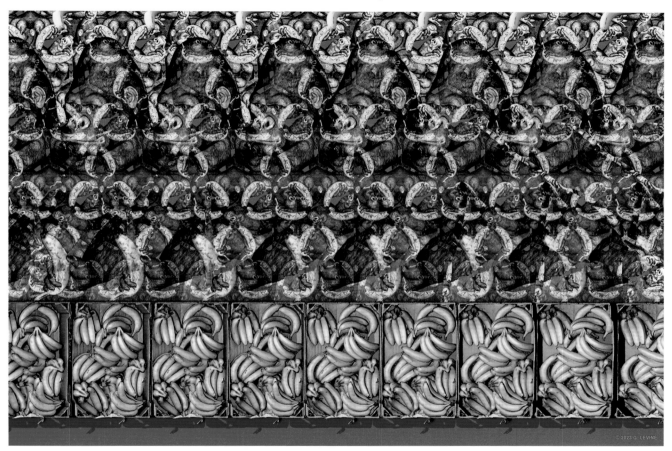

**Bananas** 〈こちらはバナナを持ってうれしそうにしているあの動物〉

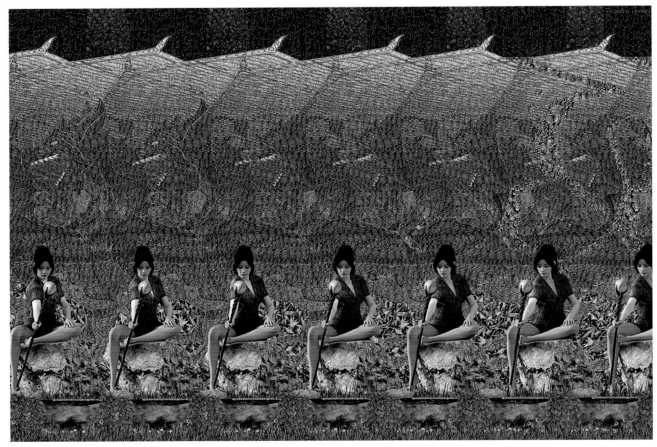

**Conjuring** 〈Conjuringは「魔法で呼び出す」という意味。召喚されたのは……？〉

© Gene Levine

8

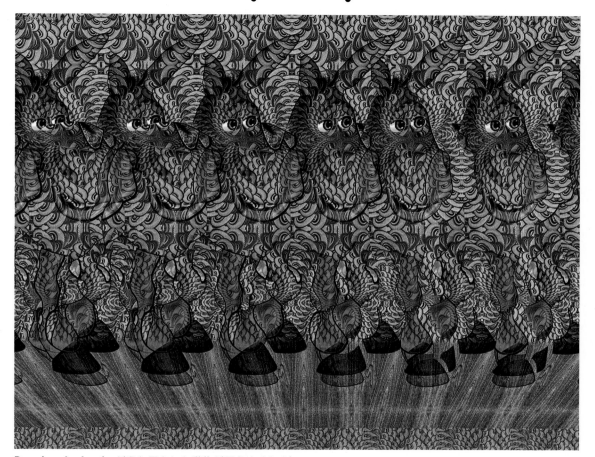

**Dancing Jack** 〈つぶらな目をした動物が見えますか？〉

© Gene Levine

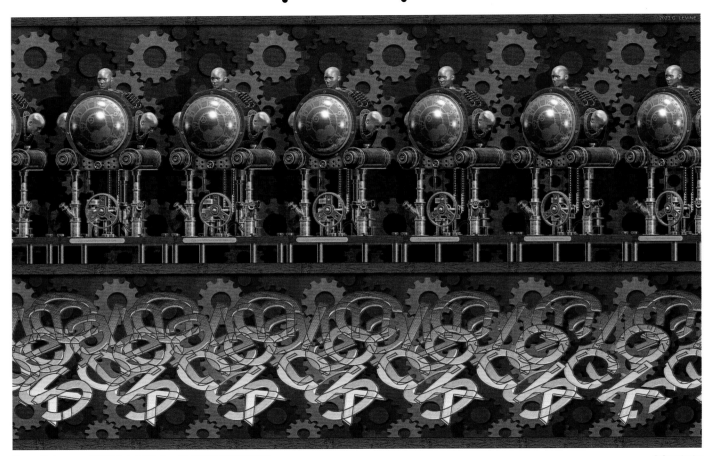

**Gear Driven**　〈蒸気の力で動く、独創的な時計です〉

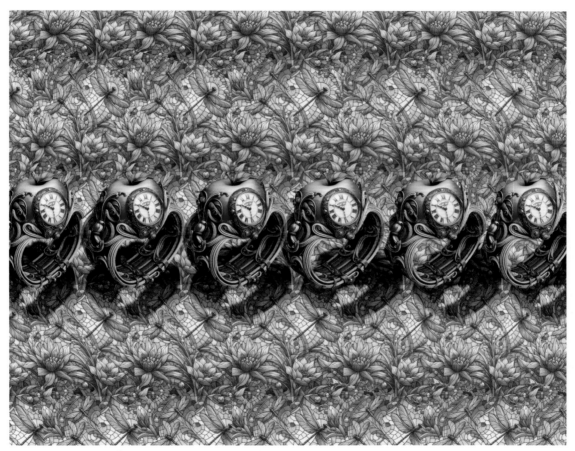

**Fruit Watch** 〈リンゴの形にかたどられた、不思議な時計です〉

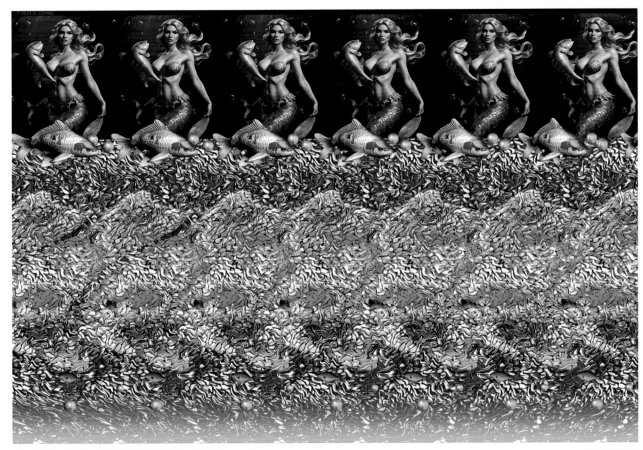

**Coy Koi** 〈水の中にいるコイを探してみましょう〉

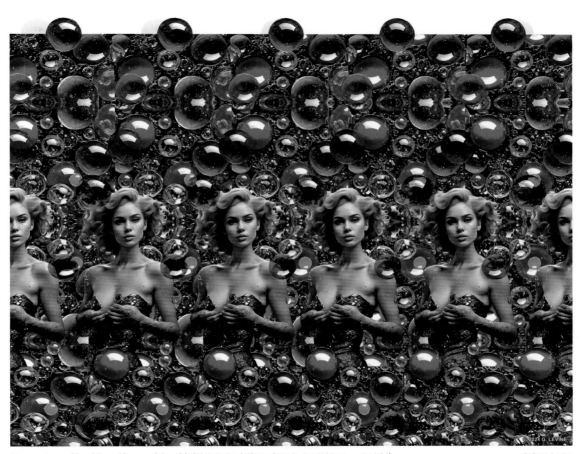

**Marvelous Marbles Mermaid**　〈色鮮やかな水泡の中にたたずむマーメイド〉

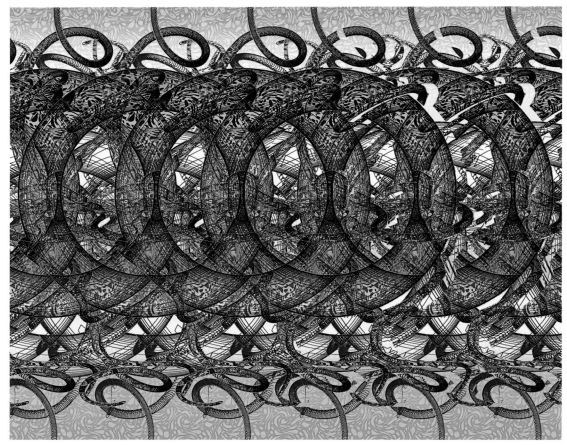

**OctoTorus** 〈中央の輪に絡みついているのは、8本脚の……？〉

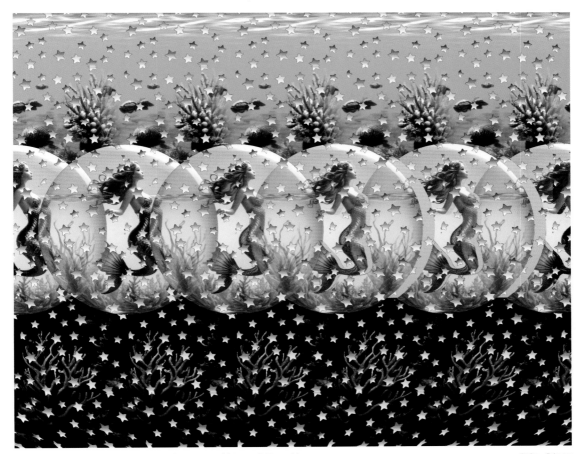

**Mermaid** 〈海の中、星がちりばめられた美しい光景です〉

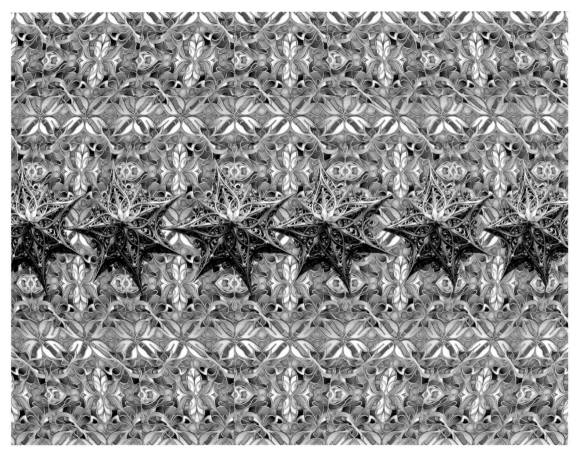

**Decorative Star** 〈精巧な細工が施された星型が浮かび上がります〉

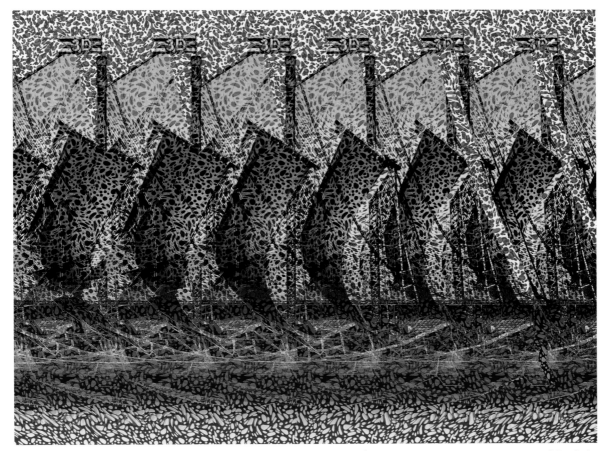

**Ghost Wind** 〈まだら模様の海に目をこらすと、幽霊のように現れます〉

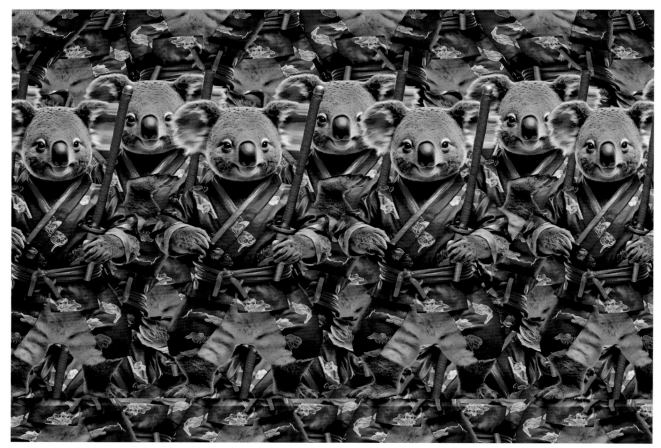

**Koala Warrior** 〈コアラの戦士！〉

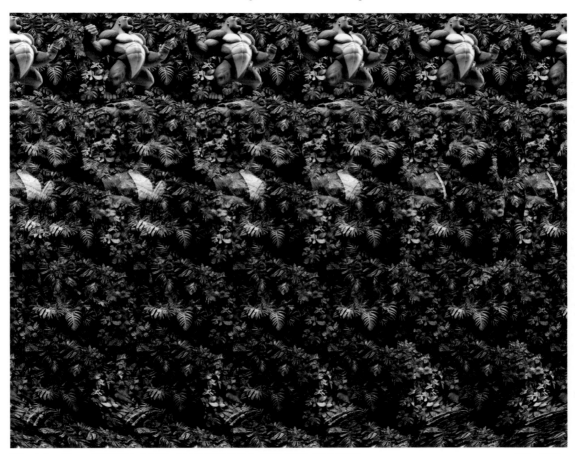

**Giant Gorilla** 〈雄叫びを上げるゴリラが草むらから飛び出してきます〉

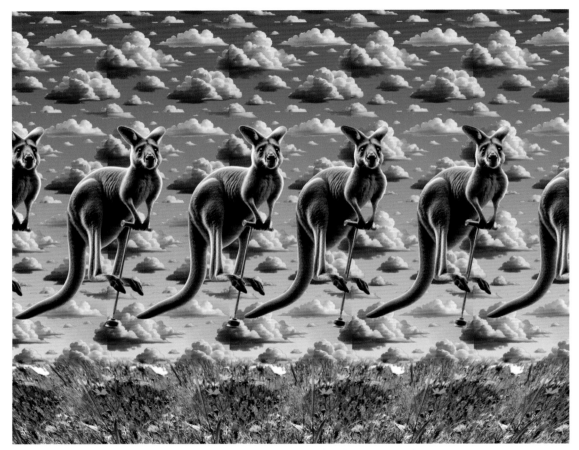

**Kangaroo Helper** 〈ジャンプするカンガルー……あれ？ホッピングに乗ってる!?〉

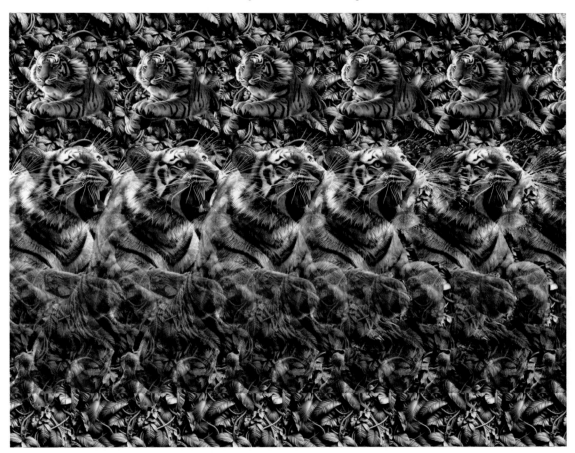

**Leaping Tiger** 〈2匹のトラはどこから飛び出してくる？〉

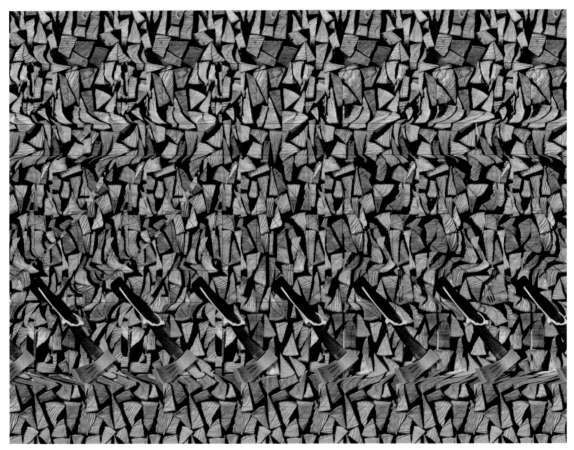

**Firewood** 〈木から紙が作られ、紙からはこれが作られます〉

© Gary Priester

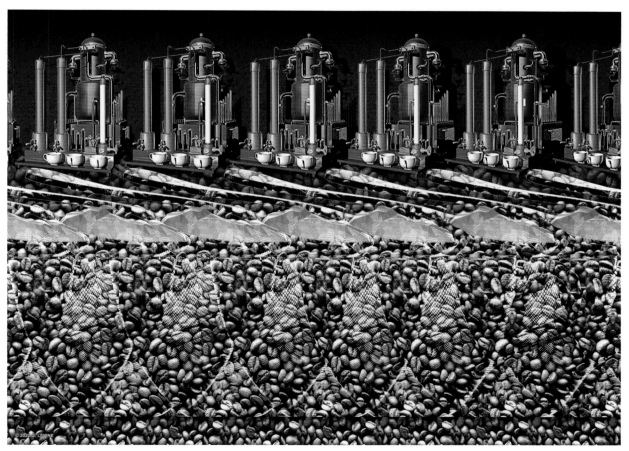

**Sweetener** 〈コーヒーを甘くするスプーン一杯の……？〉

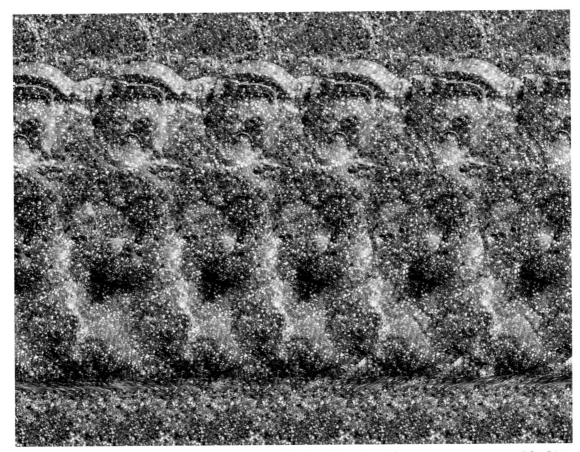

**Cherub** 〈タイトルは「ケルブ」と読み、天使の階級2位の智天使のことです〉

© Gary Priester

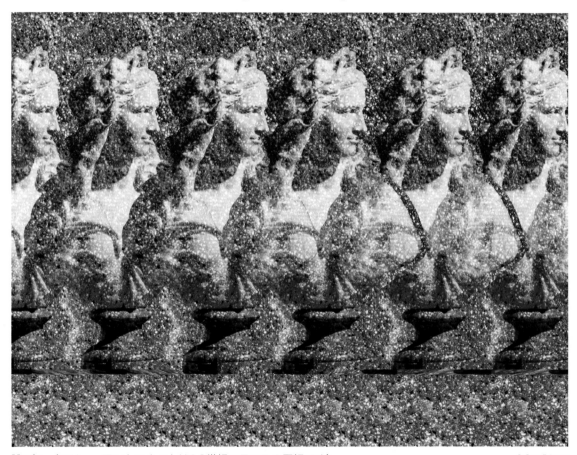

**Marie** 〈マリー・アントワネットは18世紀フランスの王妃です〉

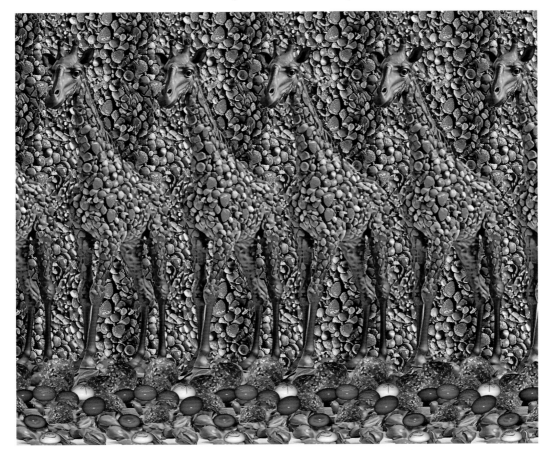

**Chocolate Giraffe** 〈さまざまなチョコレートで形作られた、首の長い動物です〉

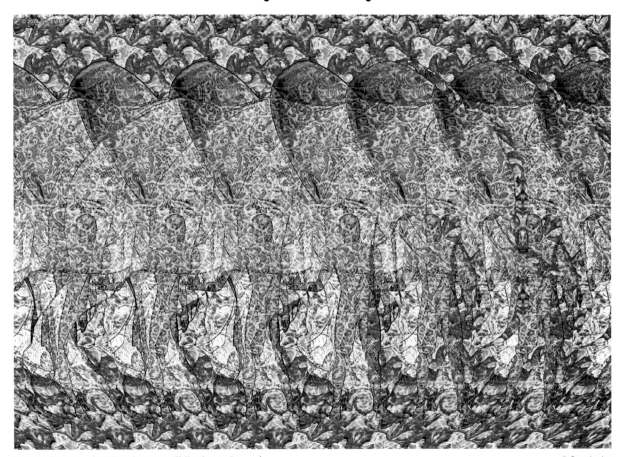

**In the Room** 〈部屋の中にこの動物がいたら……〉

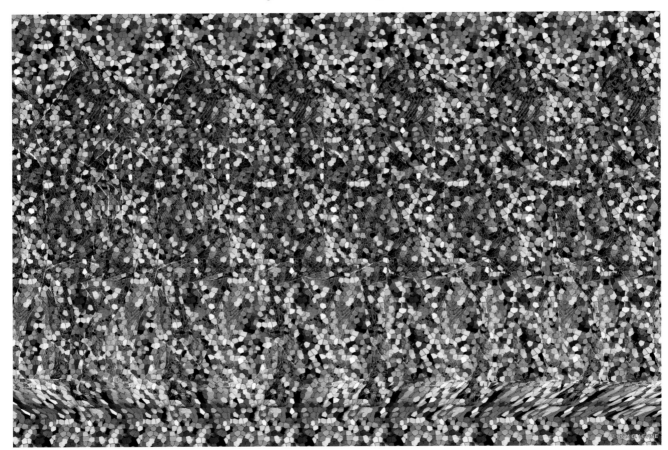

**Mosaic** 〈モザイク柄から見えてくるのは人と関わりの深い動物です〉

© Gene Levine

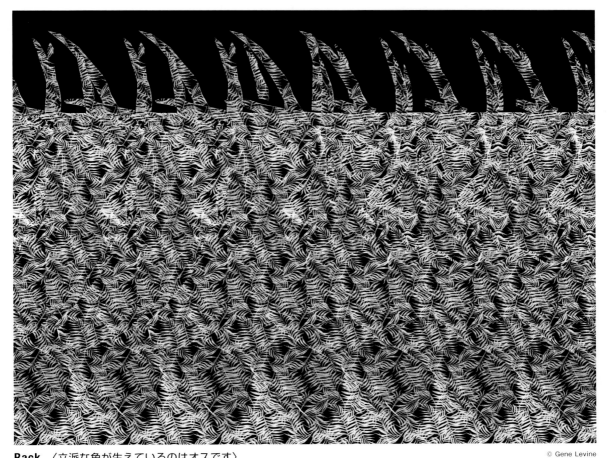

**Rack** 〈立派な角が生えているのはオスです〉

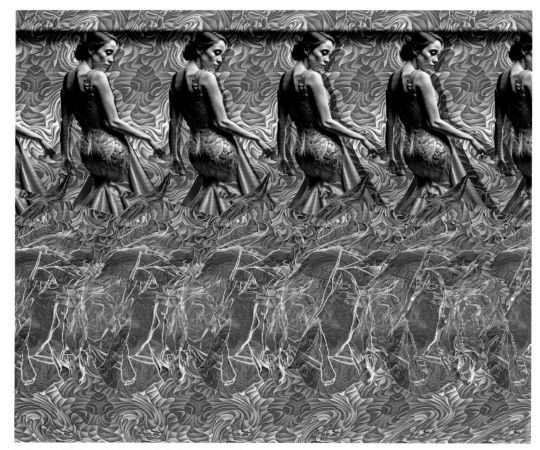

**Soiree** 〈夜会のドレスに似合うのは、この花〉

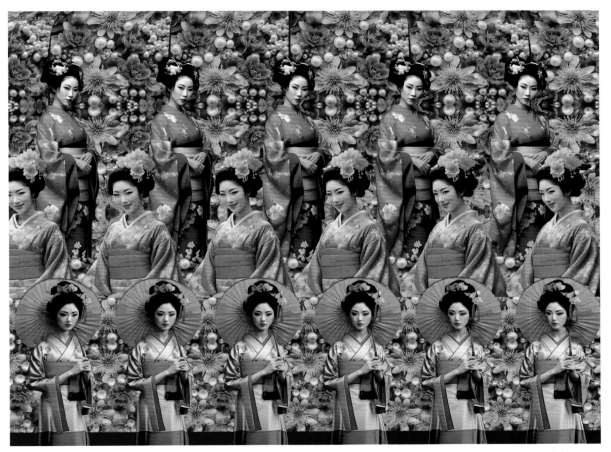

**Floral Geisha** 〈華に囲まれ、並んでいる芸者は色鮮やかです〉

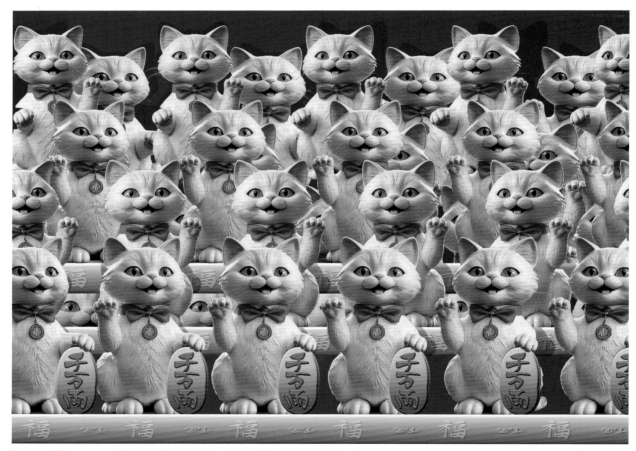

**Wall of Welcome** 〈招き猫が壁のように、ところ狭しと並んでいます〉

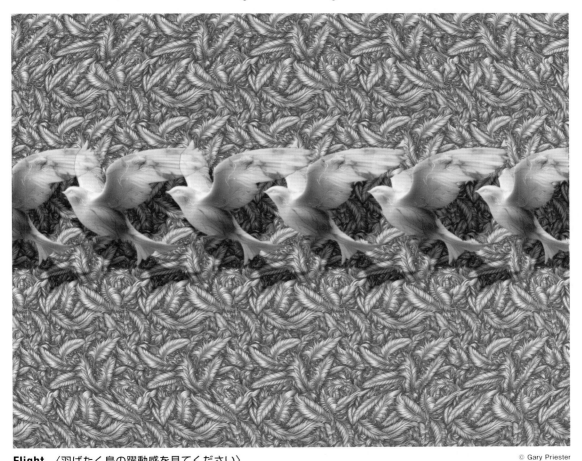

**Flight** 〈羽ばたく鳥の躍動感を見てください〉

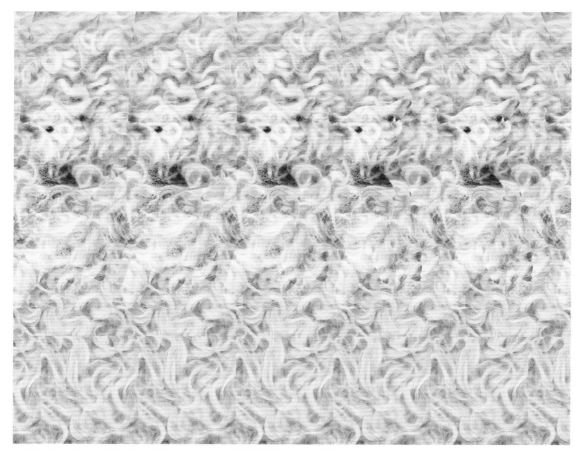

**Spring Lamb**　〈ラムは子羊のこと。飛び跳ねる子羊を見つけてみましょう〉

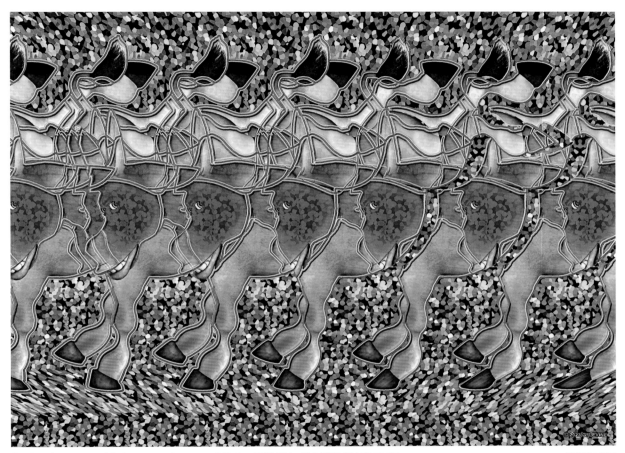

**Jack** 〈オスのロバをJackassといい、のろま、間抜けなどの意味があります〉

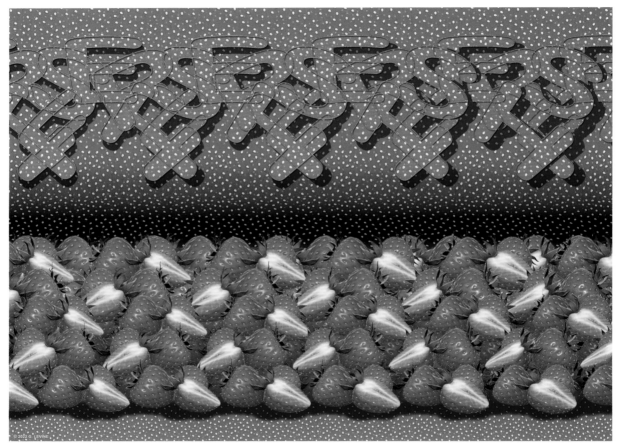

**Strawberry Field** 〈おいしそうなイチゴがたくさん！〉

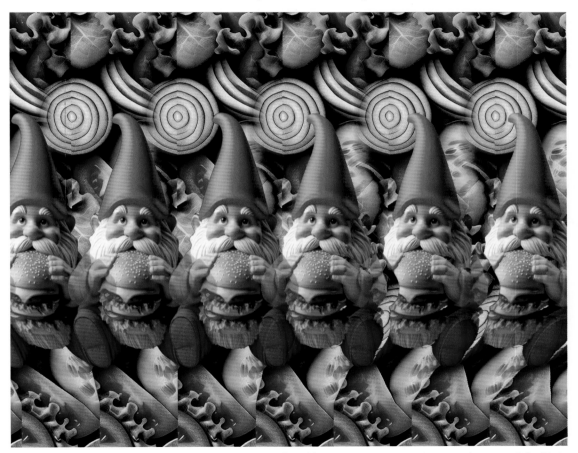

**Hungry Gnome** 〈土の妖精ノームはランチタイムのようです〉

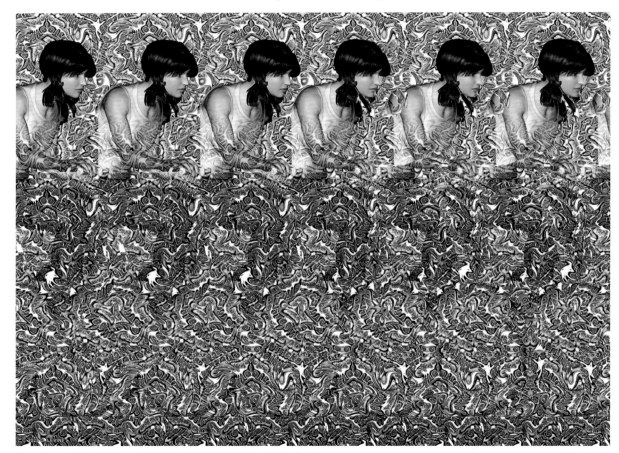

**Scooter** 〈これに乗ったら颯爽と駆け抜けることができます〉

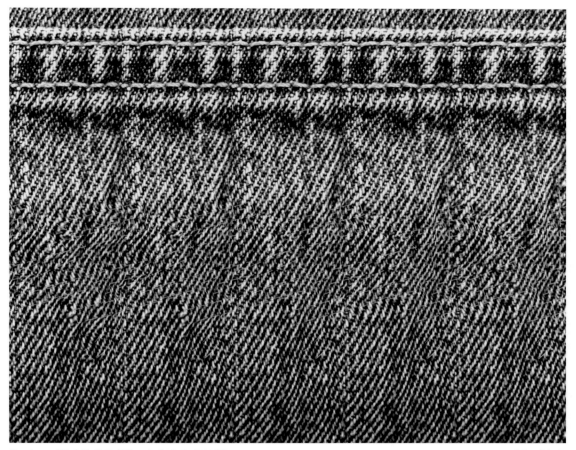

**Denim** 〈この生地の名称、わかりますか？〉

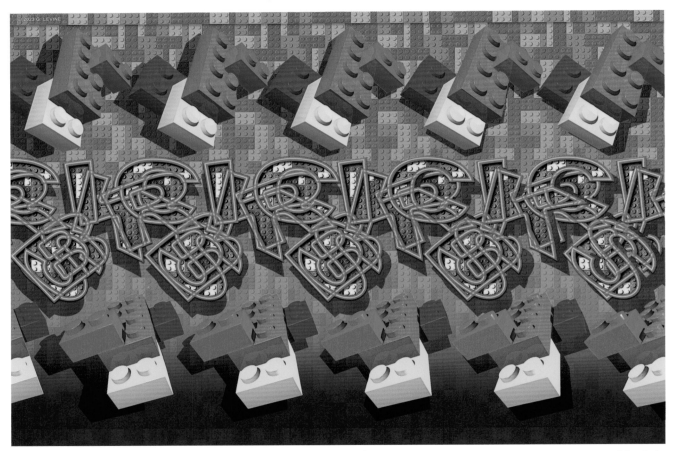

**Building Blocks** 〈積み上げたブロックの立体感をよく見てみましょう〉

© Gene Levine

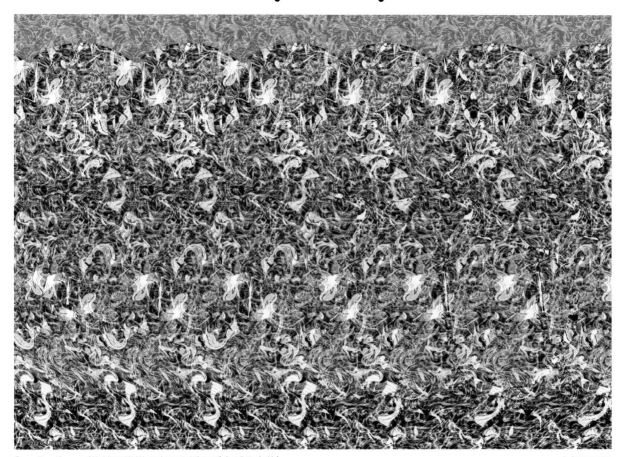

**Geo Bodies** 〈複雑な模様の中から浮かび上がる立体〉

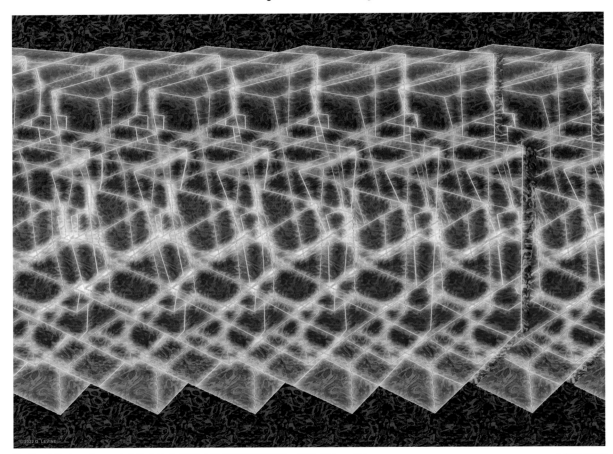

**Optical Extrusion** 〈ぐるぐると交差する様子を目で追ってみましょう〉

© Gene Levine

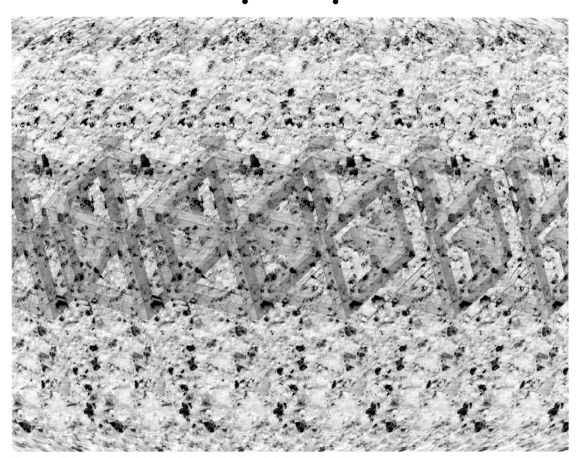

**Floating Cubes** 〈浮き上がる立方体の構造がしっかり見えますか？〉

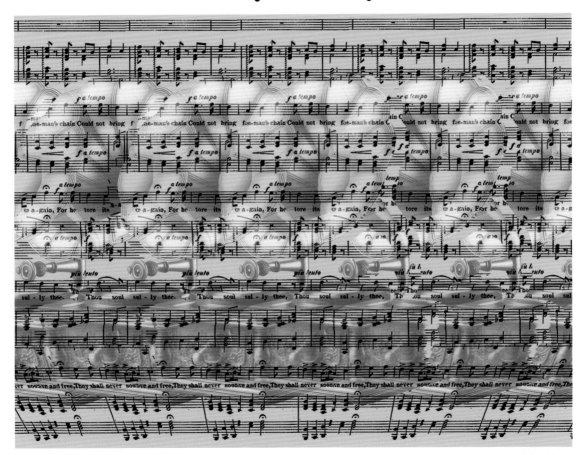

**Gramophone** 〈レトロな蓄音機は、この形状が素敵です〉

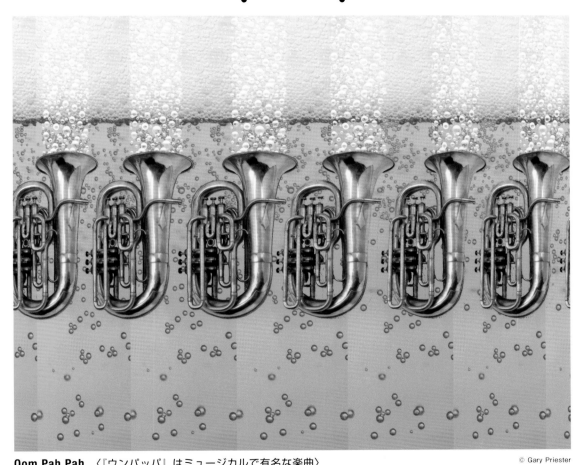

**Oom Pah Pah** 〈『ウンパッパ』はミュージカルで有名な楽曲〉

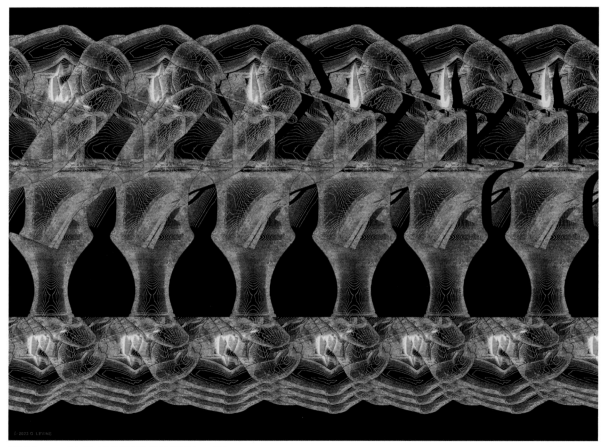

**Lit Lines** 〈火をつけているのは何でしょう〉

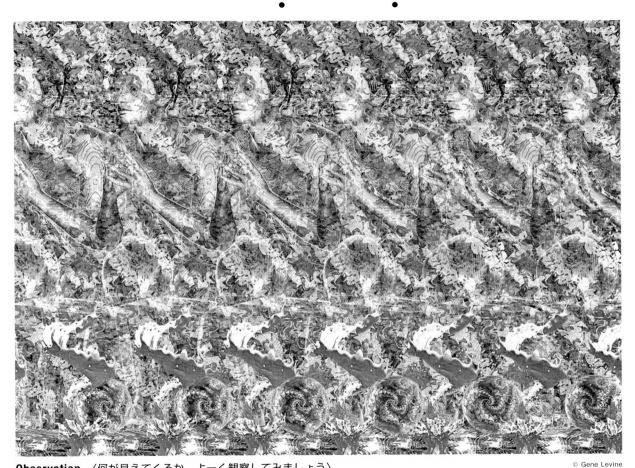

**Observation** 〈何が見えてくるか、よーく観察してみましょう〉

**Poker Hand** 〈ポーカーの役で、数字が順番に並んでいるのは？〉

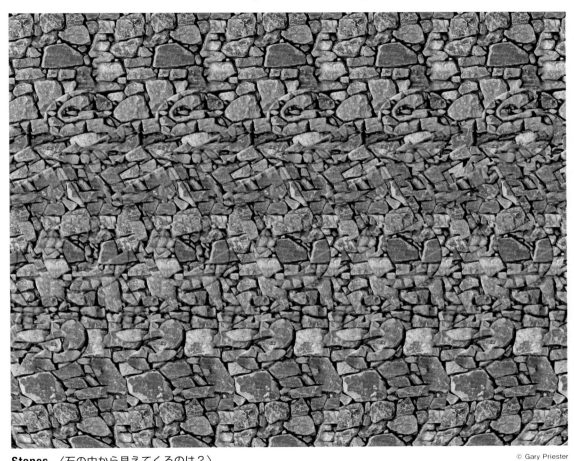

**Stones**　〈石の中から見えてくるのは？〉

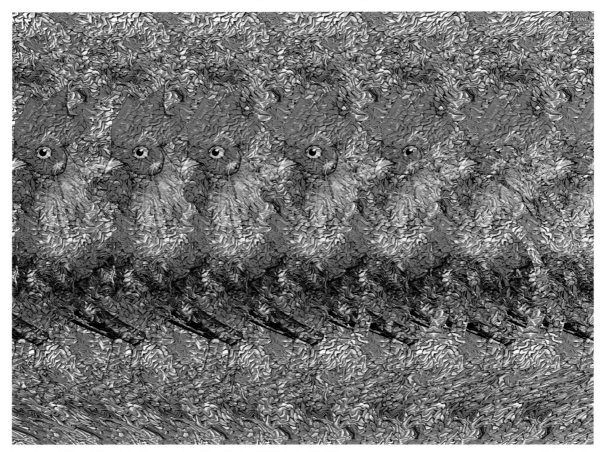

**Le-Coq-d'Or** 〈タイトルはフランス語で、黄金の雄鶏という意味〉

© Gene Levine

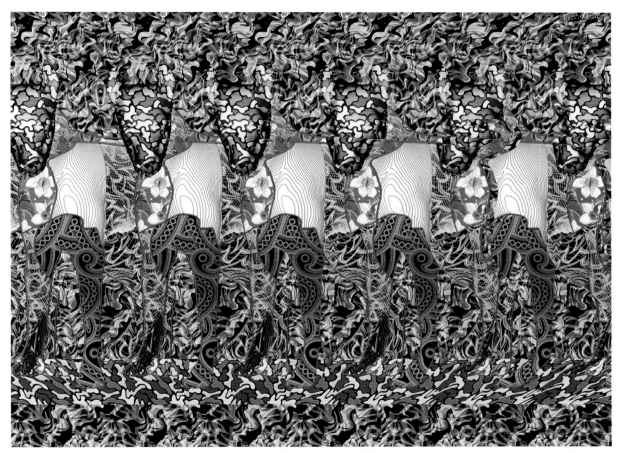

**Pattern Chimera** 〈さまざまな模様がキメラのように合わさったこの動物は？〉

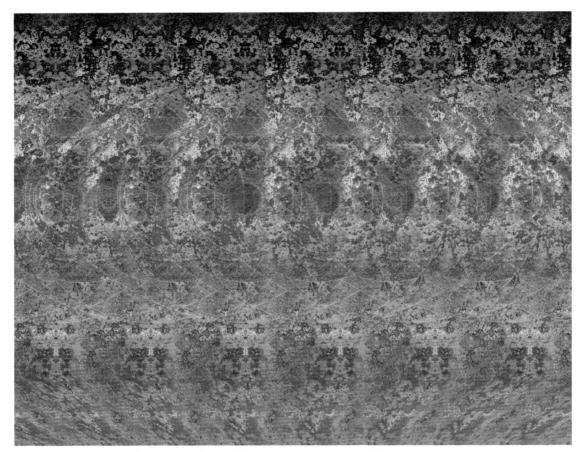

**eyeTricks Logo Rust** 〈立体的に交差した模様を隅々まで見てみましょう〉

© Gary Priester

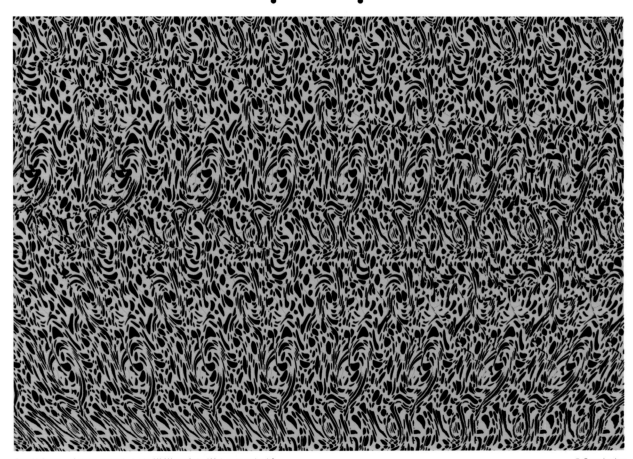

**Stalking** 〈ぐねぐねとした模様の中に潜んでいます〉

© Gene Levine

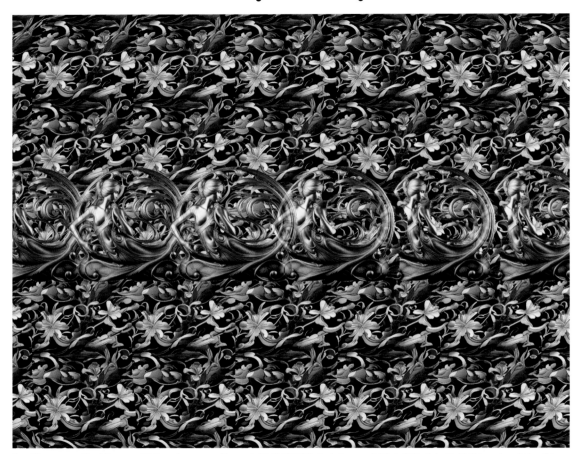

**Art Nouveau Goddess** 〈「アール・ヌーヴォー」は美術運動のひとつ。曲線の組み合わせが美しい〉 © Gary Priester

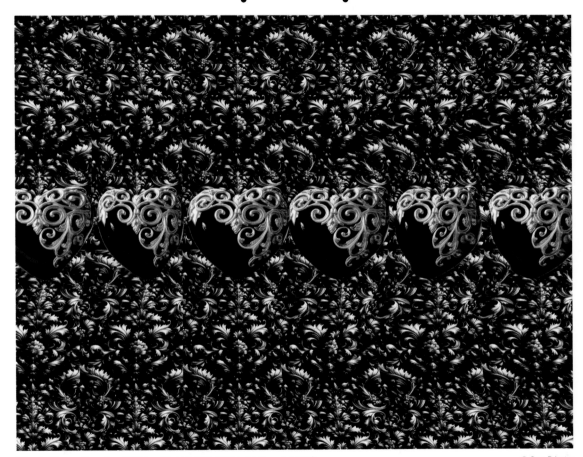

**Black Onyx Heart** 〈ブラックオニキスの美しいハートです〉

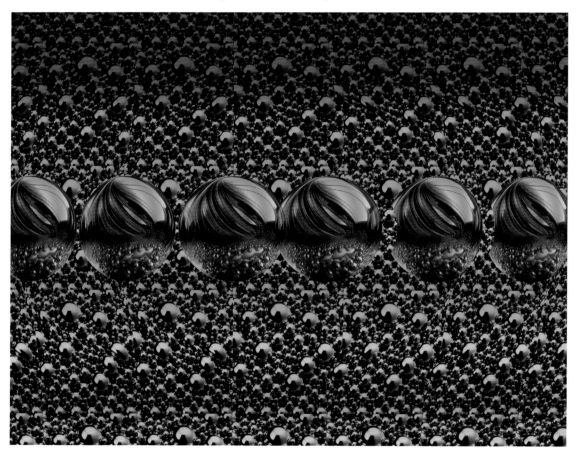

**Colorful Spheres** 〈不思議な球体に目をこらして……〉

© Gary Priester

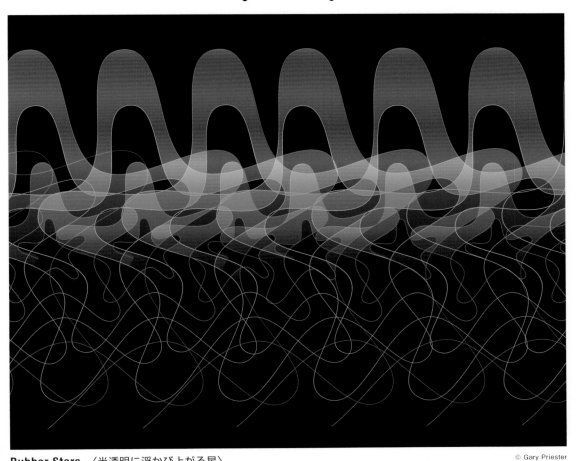

**Rubber Stars** 〈半透明に浮かび上がる星〉

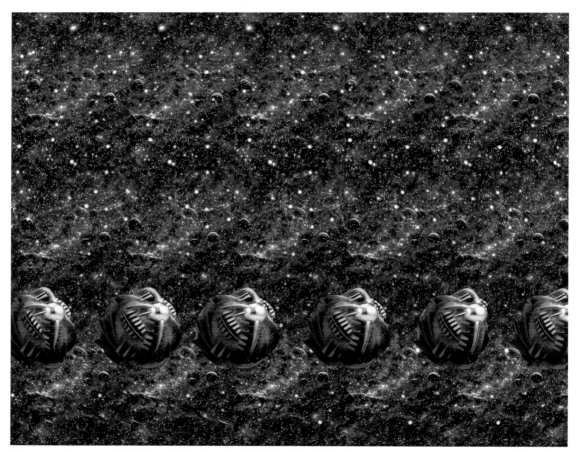

**Object in Space** 〈宇宙の星々が重なり合う、不思議な立体感が広がります〉

# こんなふうに見えましたか？

イラストを立体視したときに見えてくるイメージです。
すべて平行法で見たときのものとなっています。
交差法で見た場合は、凹凸が逆に見えます。
★印のものは、イラストがそのまま立体的に見える「マジカル・アイ」です。

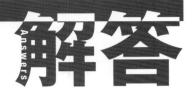

## P10

**Easter Egg Bunny ★**

`平行法` 奥行きが出て立体的に見えます

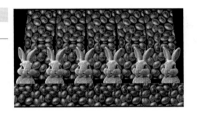

## P11

**Night Worker**

`平行法` 「ハムスター」が手前に浮き出て見えます

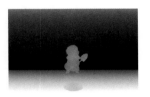

## P12

**Steam Punk Kitty**

`平行法` 「ネコ」が手前に浮き出て見えます

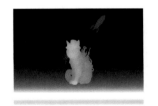

## P13

**Stride**

`平行法` 「ネコ」が手前に浮き出て見えます

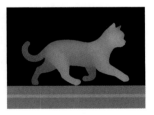

## P14

**Butterfly Tunnel ★**

`平行法` 奥行きが出て立体的に見えます

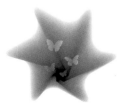

## P15

**Surrealistic Watch**

`平行法` 「時計」が手前に浮き出て見えます

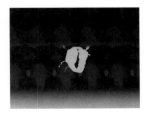

## P16

### BananaFlage ★

平行法 奥行きが出て立体的に見えます

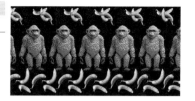

## P17

### Bananas

平行法 「ゴリラ」が手前に浮き出て見えます

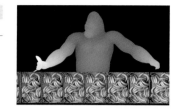

## P18

### Conjuring

平行法 「ドラゴン」が手前に浮き出て見えます

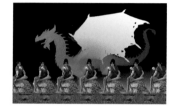

## P19

### Dancing Jack

平行法 「ロバ」が手前に浮き出て見えます

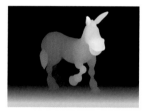

## P20

### Gear Driven

平行法 このような文字が手前に浮き出て見えます

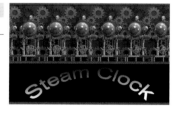

## P21

### Fruit Watch

平行法 「時計」が手前に浮き出て見えます

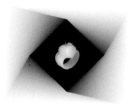

## P22

### Coy Koi

平行法 「コイ」が手前に浮き出て見えます

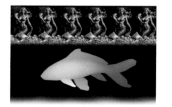

## P23

### Marvelous Marbles Mermaid ★

平行法 奥行きが出て立体的に見えます

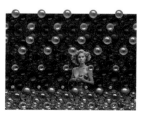

### P24

**OctoTorus**

`平行法` 「タコ」が手前に浮き出て
見えます

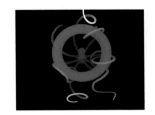

### P25

**Mermaid**

`平行法` 「マーメイド」が手前に浮
き出て見えます

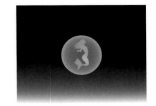

### P26

**Decorative Star**

`平行法` このような立体が手前に
浮き出て見えます

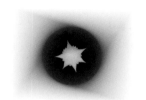

### P27

**Ghost Wind**

`平行法` 「帆船」が手前に浮き出て
見えます

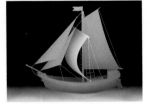

### P28

**Koala Warrior**

`平行法` 「コアラ」が手前に浮き出
て見えます

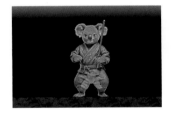

### P29

**Giant Gorilla**

`平行法` 「ゴリラ」が手前に浮き出
て見えます

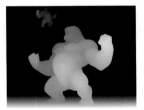

### P30

**Kangaroo Helper**

`平行法` 「カンガルー」が手前に浮
き出て見えます

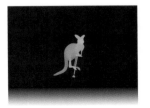

### P31

**Leaping Tiger**

`平行法` 「トラ」が2匹、手前に浮
き出て見えます

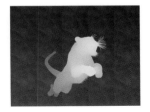

## P32
**Firewood**

平行法 このような文字が手前に浮き出て見えます

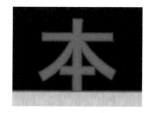

## P33
**Sweetener**

平行法 「カップとスプーン」が手前に浮き出て見えます

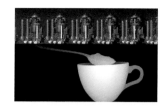

## P34
**Cherub**

平行法 「天使」が手前に浮き出て見えます

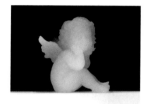

## P35
**Marie**

平行法 「胸像」が手前に浮き出て見えます

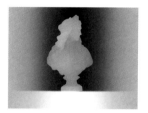

## P36
**Chocolate Giraffe**

平行法 「キリン」が手前に浮き出て見えます

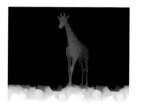

## P37
**In the Room**

平行法 「ゾウと人」が手前に浮き出て見えます

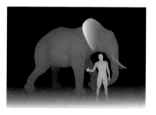

## P38
**Mosaic**

平行法 「ウマと人」が手前に浮き出て見えます

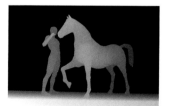

## P39
**Rack**

平行法 「シカ」が手前に浮き出て見えます

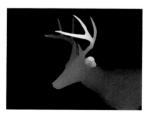

## P40
**Soiree**

 平行法　「バラ」が手前に浮き出て
見えます

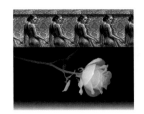

## P41
**Floral Geisha ★**

平行法　奥行きが出て立体的に見
えます

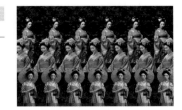

## P42
**Wall of Welcome ★**

 平行法　奥行きが出て立体的に見
えます

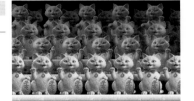

## P43
**Flight**

平行法　「トリ」が手前に浮き出て
見えます

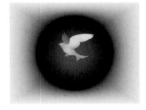

## P44
**Spring Lamb**

 平行法　「コヒツジ」が手前に浮き
出て見えます

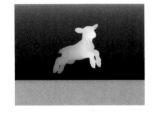

## P45
**Jack**

 平行法　「ロバ」が手前に浮き出て
見えます

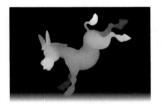

## P46
**Strawberry Field**

 平行法　このような文字が手前に
浮き出て見えます

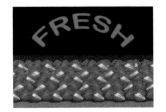

## P47
**Hungry Gnome ★**

 平行法　奥行きが出て立体的に見
えます

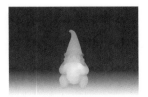

## P48

**Scooter**

平行法 「スクーター」が手前に浮き出て見えます

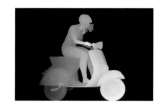

## P49

**Denim**

平行法 このような文字が手前に浮き出て見えます

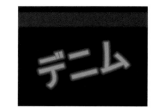

## P50

**Building Blocks**

平行法 このような文字が手前に浮き出て見えます

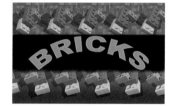

## P51

**Geo Bodies**

平行法 このような立体が手前に浮き出て見えます

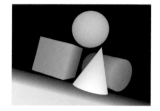

## P52

**Optical Extrusion**

平行法 このような立体が手前に浮き出て見えます

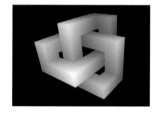

## P53

**Floating Cubes**

平行法 このような立体が手前に浮き出て見えます

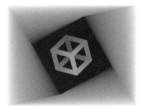

## P54

**Gramophone**

平行法 「蓄音機」が手前に浮き出て見えます

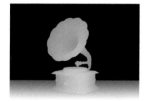

## P55

**Oom Pah Pah ★**

平行法 奥行きが出て立体的に見えます

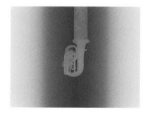

## P56

**Lit Lines**

平行法 「ロウソクとマッチ」が手前に浮き出て見えます

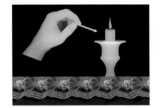

## P57

**Observation**

平行法 このような人物が手前に浮き出て見えます

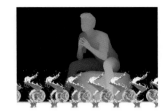

## P58

**Poker Hand**

平行法 このような文字が手前に浮き出て見えます

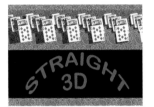

## P59

**Stones**

平行法 このような文字が手前に浮き出て見えます

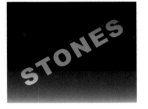

## P60

**Le-Coq-d'Or**

平行法 「ニワトリ」が手前に浮き出て見えます

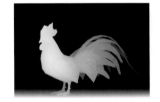

## P61

**Pattern Chimera**

平行法 「イヌ」が手前に浮き出て見えます

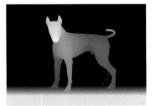

## P62

**eyeTricks Logo Rust**

平行法 このような立体が手前に浮き出て見えます

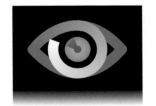

## P63

**Stalking**

平行法 「ヒョウ」が手前に浮き出て見えます

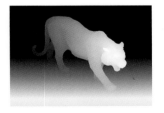

## P64

**Art Nouveau Goddess**

 このような立体が手前に浮き出て見えます

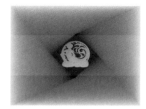

## P65

**Black Onyx Heart**

 このような立体が手前に浮き出て見えます

## P66

**Colorful Spheres**

 このような立体が手前に浮き出て見えます

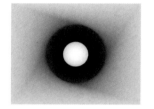

## P67

**Rubber Stars**

 このような立体が手前に浮き出て見えます

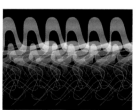

## P68

**Object in Space ★**

 奥行きが出て立体的に見えます

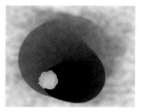

# 「マジカル・アイ」Q&A

『どんどん目が良くなるマジカル・アイ』シリーズに寄せられた反響の中から、読者の方々が特に疑問に思われていることにお答えします。

## Q1

### 近視には、平行法と交差法、どちらでトレーニングしたらいいですか?

**A** 昔から近視に良いとされている方法に「遠くを見る」というものがあります。「マジカル・アイ」を「平行法」で見るのは、この「遠くを見る」ことと同じ効果があるため、近視の方は「平行法」で見るようにしてください。近視のように、遠いものに焦点が合わせづらくなっている目のまわりの筋肉を、「マジカル・アイ」で遊びながら解きほぐすことにより、低下した視力をアップする手助けができるのです。

より効果的なトレーニングをめざす方は、1つの「マジカル・アイ」を「平行法」と「交差法」で交互に見るようにしてください。

## Q2

### 1日3分のトレーニングとは、1つの絵を3分間見続ければ良いのでしょうか?

**A** 1つの絵を見続けるのではなく、複数の絵を見ることをお薦めします。掲載されている絵はそれぞれ異なる奥行きで作られているため、複数の絵を見ることでより高いトレーニング効果が得られるからです。

また見る時間については、個人差があり一概にはいえませんが、2分程度見続けただけで目や頭が痛くなる人もいますので、無理は禁物です。絶対に3分間見続けなくてはいけない、というきまりもありませんので、3分に満たない場合でも不調や違和感を感じたら、すみやかにやめて目を休ませてください。同様に、毎日行う必要もありません。体調に合わせて、無理のない範囲で行ってください。

「マジカル・アイ」は、回数や時間を増やせば効果があがるものではありません。あくまで目のまわりの筋肉を解きほぐしリラックスさせるために行うもの、ということをお忘れなく。

## Q3

### 老眼や乱視の視力回復にも効果がありますか?

**A** 老眼は目のピント調節機能が衰え、ある一定の距離にしか目の焦点が合わなくなる状態です。通常多いのは近くが見えづらくなる症状で、これは「平行法」でトレーニングを行っても視力回復には結びつきません。「交差法」で見るようにしてください。

また乱視は、角膜の歪みによって起こるものですが、この歪み自体は多くの人がもっている症状で、通常は特に問題とされません。乱視が問題となってくるのは、視力が低下するにつれ、乱視が目立ってきたときです。

「マジカル・アイ」で乱視が治ることはありません。しかし「マジカル・アイ」を行うことで、視力の安定や目の疲労回復などに効果が望めるため、結果、乱視が目立たなくなるというわけなのです。

## Q4

### トレーニングは朝と夜、どちらが効果的ですか?

**A** 裸眼視力は一日中変化しています。朝、起きたときと、夜、眠る前を比べると夜のほうが、テレビを見る前と後では見た後のほうが、視力は落ちています。視力が落ちるということは、それだけ目が疲れているということです。

目が疲れているときに、「マジカル・アイ」を見るとリラックス効果は望めますが、視力回復が目的ならば、目が疲れていない良い状態のときに行うほうが効果的でしょう。では、一番良い状態=裸眼視力が最も良いときはいつか?というと、朝起きて眠気が覚めたときになります。たとえば朝食後の3分間などが、視力回復のトレーニング時間としてお薦めです。

## Q5

### 「マジカル・アイ」をするとき、コンタクトレンズやメガネは、外したほうが良いのでしょうか?

**A** 「マジカル・アイ」は普通に生活している状態でトレーニングすることに意味があります。そのため、コンタクトレンズやメガネを外して、裸眼で見る必要はありません。通常、コンタクトレンズやメガネを使用している方は、そのままの状態で「マジカル・アイ」を楽しんでください。

ただし、遠近両用レンズなどを使用していると「マジカル・アイ」が見えづらい場合もあります。そういったときは、メガネを外して試してみてください。そうすることで見えやすくなる場合もあります。

## Q6

### 見るたびにちがう図形が見えたり、いくつも重なって見えたりします。どうしてでしょう?

**A** 「マジカル・アイ」の見方が安定していない可能性があります。本書の巻末にまとめられた解答のような図形が見えず、「図形が1つ多い」「もっと複雑な図形に見える」といった方の場合、「マジカル・アイ」を見ている間の焦点が安定していなかったり、「交差法」であれば目の寄せ方が強すぎたり、「平行法」であれば目と「マジカル・アイ」の距離が適正でない、などのケースが考えられます。

焦点が定まるまでもう少し見続けてみたり、さまざまな目の寄せ方や、距離を試してみることをお薦めします。また、「マジカル・アイ」上部につけられた補助点が3つになるまで待ってから、「マジカル・アイ」を見るようにすると、このようなことは起こりにくくなります。うまくいかなくてもあきらめないで、再度トライしてみてください。そうするうちにきっと自分に丁度いいやり方がわかってくるはずです。

ただ視点のズレ具合には個人差があります。必ずしも解答どおりに見えなくても、トライしているだけで、目のまわりの筋肉をリラックスさせる、という効果は発揮されています。見えたほうが楽しいのはもちろんですが、正解かどうか、ということはあまり気にせずに楽しんでください。必要以上に力んでしまうと、せっかくの効果を減少させてしまいます。

## 白内障や緑内障にも、効果がありますか?

**A** あくまで「マジカル・アイ」は目のまわりの筋肉をリラックスさせるトレーニングであり、治療効果が望めるものではありません。白内障や緑内障などの目に疾患をお持ちの方は、担当医師の指示に従い所定の治療を続けてください。また両目の視力差が大きい方の場合、裸眼でも見えますが、メガネなどを使用した矯正視力で見るほうがお薦めです。斜視の方は症状を悪化させる場合がありますので、あまりお薦めできません。

## 人によって凹凸が逆に見えるようなのですが、どうしてでしょうか?

**A** 凹凸が逆に見える理由を簡単にいうと、「平行法」で見ているか、「交差法」で見ているかのちがいです。4ページや9ページの説明にもあるとおり、「マジカル・アイ」を「平行法」で見た場合、図形は「マジカル・アイ」本体より手前に浮き上がって見えますが、同じ「マジカル・アイ」でも「交差法」で見ると、本体より奥に沈んで見えます。

　このように、どの方法で見るかによって、見えてくる図形は変わってきます。今まで図形が浮かんで見えていた人は「交差法」を、沈んで見えていた人は「平行法」を試してみてください。

## すべて見えるようになりましたが、このまま同じ「マジカル・アイ」を見続けて、トレーニングになるのでしょうか?

**A** 「マジカル・アイ」の目的は、絵の中の答えを探すことではありません。立体視を行うことにより、視力アップを図ることにあります。この「マジカル・アイ」がもつ視力アップ効果は、一度見えたからといって薄れるものではありませんので、安心して今までどおりトレーニングを続けてください。またもっと効果的なトレーニング方法としては、「マジカル・アイ」の細部をすみずみまでじっくり眺めたり、「マジカル・アイ」を遠ざけたり、近づけたりする方法もあります。

※「マジカル・アイ」は、右目と左目のズレを利用しているイラストです。
　隻眼では見られませんのでご了承ください。

**横とじだから見やすい!**
# どんどん目が良くなる
# マジカル・アイ ポストカード付

2024年7月26日 第1刷発行

監　修　徳永貴久

発行人　関川 誠

発行所　株式会社 宝島社
　　　　〒102-8388　東京都千代田区一番町25番地
　　　　電話・営業 03(3234)4621／編集 03(3239)0599
　　　　https://tkj.jp

印刷・製本　TOPPANクロレ株式会社

PROFILE

□ARTIST

ジーン・レビーン Gene Levine
1949年、米カリフォルニア州ロサンゼルス生まれ。ステレオグラムアーティスト。広告デザイン、写真、セラミックス、彫刻、書道などのアートをさまざまな学校で学ぶ。
作品やエッセイは多数の出版物で紹介され、油絵では個展も開く。現在は、デジタルフォト、デジタルイメージ処理、Webデザイン等を仕事とするかたわら、ステレオグラムでのアニメーション制作に没頭し、新作を発表している。
http://www.colorstereo.com

ゲイリー・プリースター Gary Priester
1942年、米カリフォルニア州ロサンゼルス生まれ。1967年にアート・センター・カレッジ・オブ・デザイン(広告デザイン専攻)卒業。米西海岸を中心に大手広告代理店などに勤務。夫人とグラフィックデザインの会社を設立するなど広告業界での実績は30年以上。現在は、雑誌への寄稿、Webサイトのコンテンツ制作が主な仕事。
https://eyetricks-3d-stereograms.com

□ADVISER

深谷 宏 Fukaya Hiroshi
1957年、茨城県生まれ。「スタジオB.T.」主宰。工業デザイナーとしての活動のかたわら、立体視の研究を行う。独自の観点から発案した立体写真撮影用フレームや立体視ビューアーを制作。「マジカル・アイ」シリーズ(宝島社)の立体視に関するアドバイザーを長年務める。東京都写真美術館での映像工夫館作品展「3D LAB.」にも協力。月刊『写真工業』(写真工業出版社)にて、「カメラを楽しむ工夫」を連載(終了)。

□SUPERVISOR

徳永貴久 Tokunaga Takahisa
1959年、長崎市生まれ。大学卒業後、外資系医薬品会社勤務を経て視力回復の研究と指導に専心。その後、長崎綜合療術院の院長として活躍。著書に『視力回復　アイマスクで眼がグングンよくなる』(二見書房)、監修書に「マジカル・アイ」シリーズ(宝島社)等、多数。